AF268273

NOUVEAU

TRAITEMENT CURATIF

DES

ASTHMES NERVEUX ET MUQUEUX

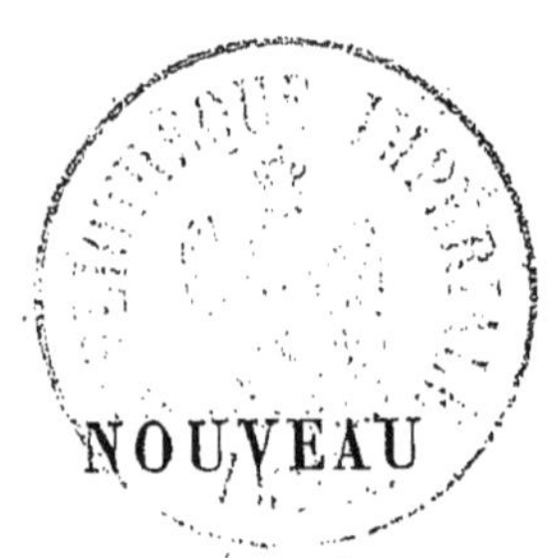

NOUVEAU

TRAITEMENT CURATIF

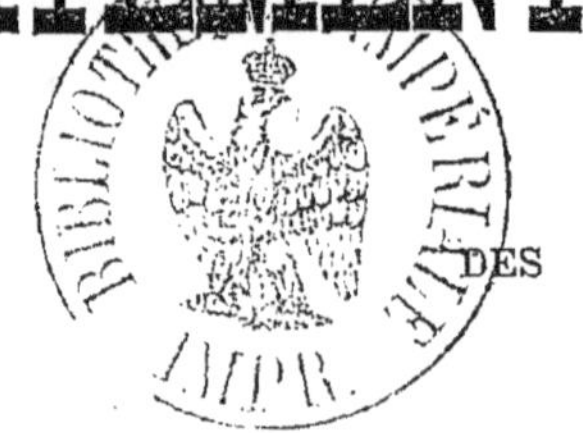

DES

ASTHMES NERVEUX ET MUQUEUX

PAR AUBRÉE

MÉDECIN-PHARMACIEN A BURIE (Charente-Inférieure)

TYPOGRAPHIE OBERTHUR ET FILS, A RENNES

MAISON A PARIS, RUE DES BLANCS-MANTEAUX, 35

--

1869

NOUVEAU

TRAITEMENT CURATIF

DES

ASTHMES NERVEUX ET MUQUEUX

————— ◇◇◇ —————

Il est essentiel de bien définir l'*asthme*; car on a confondu, dans le langage vulgaire, l'asthme véritable avec toutes les espèces de dyspnées, qui, très-souvent, constituent un genre de maladies bien différentes.

L'asthme véritable, sans lésion organique, est une névrose de l'appareil respiratoire, le plus ordinairement périodique, revenant par accès que séparent des intervalles plus ou moins longs, quelquefois subits, d'autres fois annoncés par des flatuosités, des bâillements, une gêne dans la poitrine, une toux sèche, une urine abondante, aqueuse et limpide. Les accès reviennent ordinairement le soir ou pendant la nuit. Au moment de l'invasion, le malade, brusquement réveillé par un sentiment d'oppression, ne peut supporter une position horizontale et aspire l'air de toutes ses forces; la respiration est précipitée, haletante, entrecoupée, bruyante ; la toux est pénible, suffocante; la figure est altérée, pâle et fatiguée, ou, au contraire, gonflée et livide.

Au bout d'un temps très-variable, les accidents se calment, la toux s'humecte, l'expectoration s'établit, et souvent une urine colorée et sédimenteuse annonce la fin du paroxysme.

Malheureusement, l'asthme est très-souvent confondu avec une lésion organique du cœur ou du poumon, et il est souvent, en effet, symptomatique d'une maladie de l'un ou de l'autre de ces organes. Dans ces deux cas, tous les traitements sont inutiles, et le malade ne doit jamais compter obtenir sa guérison.

Ces deux circonstances ne doivent cependant pas décourager ceux qui sont atteints de cette maladie; car le diagnostic est extrêmement difficile à établir pour savoir si l'asthme est simplement *nerveux* ou s'il est la conséquence d'une maladie du cœur ou du poumon.

Si je fais cette observation, c'est afin que les malades qui, sans le savoir, se trouveraient atteints d'une maladie d'un de ces organes, et chez lesquels ma médication aurait échoué, ne puissent me faire le reproche d'avoir reçu leur argent sans les avoir guéris ; car il est bien entendu que ma médication nouvelle ne s'applique qu'aux *asthmes*.

Depuis près de vingt ans, j'ai consacré la majeure partie de mon temps à rechercher les moyens de guérir les *asthmes*. Il est inutile de dire ici les nombreuses déceptions que j'ai éprouvées et la série de médicaments mis en usage pour obtenir des résultats peu satisfaisants. Comme tous les autres médecins, j'en étais réduit à prescrire à mes malades quelques-uns de ces nombreux palliatifs qu'on retrouve tous les jours à la quatrième page des grands journaux : tels sont les cigarettes de toutes espèces, les papiers belladonés et nitrés, les tubes, les sirops, pilules, etc., etc., qui, à vrai dire, étaient encore les seuls médicaments qui procurassent aux asthmatiques un soulagement de bien courte durée, mais bien apprécié par les malades. C'était cependant déjà beaucoup pour la médecine, impuissante, sinon de guérir, au moins de pouvoir abréger et rendre moins insupportables ces accès de toux suffocante qui rendent la vie à charge à bon nombre de malades.

Peu satisfait de ces résultats, j'ai recommencé, il y a quelques années, une autre série d'expériences, qui me permettent aujourd'hui d'annoncer que véritablement j'ai trouvé le moyen de guérir les *asthmes nerveux et muqueux* bien caractérisés.

La première guérison obtenue par mon nouveau mode de traitement a eu lieu chez une personne du pays que j'habite, et qui m'est assez chère pour que je ne la nomme pas, dans la crainte qu'on ne m'accuse d'en vouloir faire un faux motif de réclame; cependant sa maladie était connue de tout le pays, et deux célèbres docteurs, dont on ne peut révoquer en doute les connaissances médicales, lui avaient prodigué leurs soins avec un zèle et une habileté dont je leur serai toujours reconnaissant. Il était assez juste que j'expérimentasse ma nouvelle médication sur une personne qui était chez moi, dont je connaissais le tempérament et les habitudes, et je puis dire, sans crainte d'être contredit, que la réussite a été complète, car voilà bientôt trois années écoulées que cette personne est guérie, sans avoir éprouvé la moindre atteinte de cette maladie. J'ose donc espérer que sa guérison est assurée.

Pour moi, cette guérison était tout ce que j'ambitionnais, et peut-être n'aurais-je jamais livré à la publicité les résultats de cette aussi précieuse découverte si je n'avais été sollicité par un charron du bourg, nommé Vallet, qui, ayant eu connaissance de cette heureuse guérison, me pria de le soumettre au même traitement afin de se débarrasser d'un asthme qui véritablement le rendait incapable de pourvoir à la subsistance de sa famille. Je lui fis prendre mon remède, et, quelques jours après, j'eus la satisfaction d'apprendre de lui-même qu'il ne ressentait plus rien. Depuis cette époque, la maladie n'a pas reparu, et cet homme jouit d'une santé parfaite.

La troisième personne que je traitai fut un propriétaire parfaitement connu de tout le pays que j'habite, nommé Renollaud, âgé de cinquante-cinq ans, asthmatique depuis au moins vingt-cinq ans, mais dans un tel état d'oppression qu'il ne pouvait ni marcher ni dormir dans un lit. J'avoue bien franchement que, malgré la grande confiance que j'avais en ma préparation, je doutai de la réussite en la lui remettant. Cependant mon doute s'est promptement dissipé en apprenant, quelques jours après, que mon malade était dans un état de santé tout-à-fait normal;

qu'il pouvait courir et parfaitement reposer dans son lit sans éprouver la moindre difficulté pour respirer et sans ressentir le moindre essoufflement. Depuis le mois de décembre 1861, époque de la guérison, la maladie n'a pas reparu, et cet homme, si vieilli par la souffrance, est aujourd'hui frais et dispos comme un jeune homme.

En présence de ces trois premières guérisons et de beaucoup d'autres obtenues sur des sujets différents, dont la nature des asthmes n'était pas parfaitement connue, j'ai compris que ma nouvelle médication devait rendre d'immenses services à ceux qui souffrent de cette insupportable maladie. C'est pourquoi j'ai fait connaître, par la voix d'un journal de la localité que j'habite (l'*Indépendant*, de Saintes), les noms des personnes que j'ai guéries, espérant par ce moyen engager les asthmatiques à s'adresser à moi avec l'espoir d'obtenir leur guérison.

Je ne me dissimule pas les obstacles que j'aurai à surmonter pour persuader à ceux qui souffrent qu'ils peuvent guérir.

D'un côté, j'aurai à combattre l'incrédulité d'un grand nombre de malades, qui, après avoir fait usage de tous les palliatifs dont j'ai parlé ci-dessus, en sont réduits aujourd'hui à désespérer de leur guérison ; d'un autre, celle des médecins en général, qui ont toujours regardé la guérison de cette maladie comme étant au-dessus des ressources de l'art de guérir.

A ceux-là je ne puis opposer que des attestations de guérison d'une telle authenticité qu'elles ne puissent être révoquées en doute ; ce sera, je crois, le meilleur moyen de les convaincre.

A quelques-uns qui, soit par envie ou par tout autre motif que je n'ai pas à juger, pourraient me reprocher de vendre un remède secret, je leur répondrai que je voudrais, de tout mon cœur, être dans une position de fortune qui me permît d'en donner publiquement la formule, je le ferais avec bien du plaisir. Mais n'est-il pas permis à celui qui a sacrifié une partie de sa vie à la recherche d'un moyen curatif aussi précieux pour l'humanité d'en recueillir quelques profits ?

Cependant, pour éviter tout prétexte de nuire à la propagation de ma nouvelle découverte, qui, du reste, est d'une innocuité parfaite, je déclare ici publiquement que mon remède n'est pas secret ; que la formule en a été publiée et déposée à l'Académie de Médecine ; qu'il doit ses propriétés curatives à des substances inoffensives jouissant au plus haut degré du pouvoir de neutraliser, presque instantanément, les accès de l'*asthme nerveux* le plus rebelle. C'est à la combinaison de ces diverses substances que je dois les nombreuses guérisons que j'obtiens tous les jours, et dont voici quelques attestations :

Je soussigné, certifie, dans l'intérêt de l'humanité, que M. Aubrée, médecin-pharmacien à Burie, département de la Charente-Inférieure, a guéri ma femme, âgée de cinquante-cinq ans, d'un asthme nerveux qu'elle avait depuis quinze ans ; en foi de quoi, je lui ai délivré le présent, pour le remercier du service qu'il nous a rendu.

Au Poutreau, commune de Dompierre, arrondissement de Saintes, le 17 juin 1862. BRISSON.

Vu pour légalisation de la signature de M. Brisson, apposée ci-dessus.

Mairie de Dompierre, le 18 juin 1862. Le Maire, GIRAUD.

Je soussigné, Pierre Chatenet, homme d'affaires de M. H. Rigault, aux Aguesseaux, commune de Migron, canton de Burie, département de la Charente-Inférieure, certifie que M. Aubrée, pharmacien à Burie, m'a radicalement guéri, en douze jours, d'un asthme dont j'étais atteint depuis cinq ans ; en foi de quoi, j'ai délivré le présent certificat, pour servir à qui de droit.

Aux Aguesseaux, le 20 juin 1862. PIERRE CHATENET.

Vu pour légalisation de la signature du sieur Pierre Chatenet, ci-dessus.

Mairie de Migron, le 20 juin 1862. Le Maire, HUCHON.

Je soussigné, certifie, dans l'intérêt de l'humanité, que, affecté d'un asthme chronique depuis deux ans, j'en dois aujourd'hui la cessation complète à la médication très-agréable de M. Aubrée, médecin-pharmacien à Burie (Charente-Inférieure).

Je lui ai délivré ce présent certificat en reconnaissance du service impayable qu'il m'a rendu, ainsi qu'à ma famille, étant auparavant incapable de me livrer à mon travail.

Burie, le 5 décembre 1861. J. VALLET, charron.

Vu pour légalisation de la signature du sieur Vallet.

Mairie de Burie, le 15 décembre 1861. Le Maire, BOUYET.

Je soussigné, Jean Renollaud père, propriétaire, demeurant à Migron (Charente-Inférieure), certifie qu'étant atteint d'un asthme depuis vingt-cinq ans, j'ai eu recours, il y a deux mois, au spécifique de M. Aubrée, médecin-pharmacien à Burie, et que depuis cette époque, ma terrible maladie n'a pas reparu.

A Migron, le 7 décembre 1861. J. RENOLLAUD.

Vu pour légalisation de la signature ci-contre, qui est réellement celle de M. Renollaud.

Mairie du Seure, le 7 décembre 1861. Le Maire, L. GIRAUD.

Extrait de quelques lettres d'asthmatiques en traitement.

M. le curé d'Azé, près Château-Gontier (Mayenne), asthmatique depuis un grand nombre d'années, ne pouvant dormir dans un lit et ayant les jambes enflées, a commencé le traitement le 17 août, et, le 29 du même mois, il écrit à M. Aubrée :

Monsieur,

Avant de vous accuser réception de la caisse que vous m'avez envoyée, j'ai voulu voir quels seraient les effets de votre remède.

Vous apprendrez, je pense, avec plaisir, que je me trouve très-heureux d'avoir eu recours à vous, et que je me trouve soulagé plus que je ne l'espérais ; depuis plus de quinze jours, je ne pouvais plus rester au lit deux heures sans éprouver une crise qui durait une heure ou plus, et chaque nuit il fallait en éprouver deux ou trois. J'avais les jambes très-enflées. J'ai commencé à faire usage de votre potion le dimanche 17 courant, deux demi-cuillerées, et, dès la nuit suivante, j'ai pu rester au lit et dormir sept heures sans être obligé de me lever, ce que j'ai pu faire depuis sans éprouver aucune crise ; souvent j'étais obligé de passer une journée sans faire aucun exercice, et quelquefois j'avais bien du mal à dire la messe. Maintenant, je puis me promener, et je peux faire cinq à six kilomètres sans éprouver de gêne dans la respiration ; au résumé, je resterais comme je suis présentement que je me trouverais heureux d'avoir eu recours à votre remède, etc. Je vous prie d'agréer l'expression de ma reconnaissance, etc. J. GODIVIER, *curé d'Azé*.

M. GUILLEMET, aumônier à l'Hôtel-Dieu de Poitiers, asthmatique depuis grand nombre d'années, écrit à M. Aubrée, le 22 août :

Mon cher Monsieur Aubrée,

Vous avez dû trouver bien long le temps que j'ai mis à vous écrire, d'après la recommandation que vous m'avez faite de vous faire part du résultat des quatre fioles consommées.

Le voici : il a été très-heureux ; trois demi-cuillerées prises, je me suis trouvé sans oppression, ma toux a disparu, et un grand nombre de malades de la ville et de la campagne, ayant appris ma meilleure santé, sont venus demander votre adresse, et, depuis, combien d'autres personnes sont venues me féliciter sur ma bonne couleur et mon mieux bien sensible, etc.

Recevez, mon cher Monsieur Aubrée, avec ma reconnaissance, etc.

GUILLEMET, aumônier de l'Hôtel-Dieu de Poitiers.

M. le chevalier DES ORIÈRES, ex-capitaine de cavalerie sous Napoléon Ier, médaillé de Sainte-Hélène, en son château du Moulinet, près Sens-de-Bretagne, écrit à **M. Aubrée**, après trente-deux jours de traitement :

Monsieur,

Ayant commencé votre médication le 26 juillet dernier, à sept heures du matin, avant-hier, 26 août, a été le trente-deuxième jour sans crises, etc.

Chevalier DES ORIÈRES.

Cette cure est remarquable à cause du grand âge du chevalier des Orières et des crises incessantes dont il était affecté.

M. MOISY, jardinier chez M. Hennessy, négociant à Cognac, écrit de Bagnolet, près Cognac, à **M. Aubrée** :

Monsieur,

Le 25 juillet, jour de l'arrivée du médicament, à dix heures du matin, j'ai pris la dose voulue, et à cinq heures je n'avais plus la poitrine serrée ; à six heures j'ai pris la seconde, je me suis couché à huit heures et j'ai pu garder le lit, bien que je n'avais pu me coucher pendant trois nuits. Dieu bénisse les hommes qui rendent tant de services à l'humanité !

Pour mon compte, je vous en remercie du plus profond du cœur.

Votre, etc.   MOISY.

M. le docteur TAYEAU, chirurgien-major en retraite, conservateur de la bibliothèque de l'hôpital de la Marine de Rochefort-sur-Mer, s'exprime ainsi, en demandant la médication de **M. Aubrée** pour lui-même :

Monsieur,

Puisque vous annoncez pouvoir guérir radicalement la maladie si fatigante que je supporte depuis si longtemps, et qu'un *de mes clients, que je vous ai adressé, se trouve parfaitement bien de l'administration de votre remède,* je viens aussi vers vous pour en faire l'expérience, etc.   TAYEAU.

M. ONFROY, propriétaire à Paris, écrit à M. Aubrée, le 14 août 1862, plusieurs mois après la guérison de sa mère, âgée de 73 ans, demeurant à Paris, rue Lamartine, n° 60, l'extrait suivant :

Monsieur,

Ma mère, atteinte d'un asthme des plus violents depuis nombre d'années, souffrait depuis environ trois ans d'une manière épouvantable, et, chaque hiver, gardait le lit avec des souffrances telles que souvent, dans ces crises, nous croyions qu'elle allait mourir, quand le hasard me fit lire aux annonces l'article que vous y aviez fait insérer. Je lui parlai de cela ; mais, comme moi, peu confiante dans les annonces des journaux, elle ne voulut pas que je vous écrivisse. Je pris cependant la détermination de vous adresser une lettre, et, pour qu'elle ne sache pas d'où venait ce médicament, je lui fis un mensonge en lui disant que c'était mon médecin qui lui avait composé cette potion.

Le soir même que je reçus la caisse, je courus chez elle, je la trouvai dans un état alarmant : son grand âge (73 ans), les souffrances qu'elle avait éprouvées, la faiblesse qui résultait du manque d'aliments qu'elle ne pouvait plus prendre, le médecin qui ne savait plus qu'ordonner ; enfin, le lendemain matin, elle se soumit à l'usage de votre traitement (croyant que c'était de mon médecin) avec assez de confiance. **La première cuillerée d'abord amena l'expectoration plus facile. A la seconde, les crachats changèrent de couleur; ils étaient gris et compacts; enfin, à la troisième, elle se sentit dégagée et éprouva un besoin de manger; elle mangea et se sentit mieux.** Elle continua le lendemain et se leva le troisième jour. Elle continua à aller de mieux en mieux, et, dans la maison qu'elle habite depuis trente-cinq ans, et dans le quartier où elle est on ne peut plus connue, ce fut à qui crierait au miracle, etc., etc.

Je vous prie d'agréer, avec mes remercîments, l'expression de la plus grande reconnaissance, etc.

ONFROY,
29 bis, rue Rochechouart, à Paris.

M. Zacharie PERRINEAU, à Saint-Maxent (Deux-Sèvres), écrit à à M. Aubrée, le 5 septembre 1862 :

Monsieur,

J'ai commencé de suite à prendre votre remède, suivant votre ordonnance ; j'en ai déjà consommé deux flacons.

Je me trouve en ce moment entièrement débarrassé de l'asthme que j'avais depuis si longtemps. Je n'ai plus de ces glaires qui me rendaient si malade le matin, le soir et la nuit ; tout cela a disparu. Je n'éprouve plus de dégoût quand je mange et trouve tout bon. Je dors généralement bien. Je me tourne et retourne dans mon lit sans éprouver la moindre oppression. Je me promène, vaque à mes affaires comme il y a dix ans ; tout cela a disparu au bout de douze ou quinze jours.

Je ne peux vous dire la quantité de crachats et de glaires qui me sont sortis du corps, ce qui m'a rendu l'estomac libre et dégagé, etc.

Recevez mes amitiés bien sincères.   Zacharie PERRINEAU.

— 13 —

Paladru, par les Abrets (Isère), 15 novembre 1862.

Mon bien cher Monsieur,

Conformément à vos ordres, je viens de prendre le sixième flacon, en six à sept jours, trois cuillerées par jour, de votre médicament. Ma conviction est que c'est le meilleur remède que l'on puisse employer contre l'asthme, etc.

REY-DORÈNE, curé.

---

3 septembre 1862.

Monsieur,

Je puis dire en toute vérité que depuis que j'ai commencé à me servir du remède que vous m'avez envoyé, je me suis toujours bien porté, etc.

MEINGUENAUD,
Maréchal au Breuil de Verdilles.

Monsieur,

J'ai déjà fait usage de votre médicament contre l'asthme, et j'en éprouve un mieux sensible, etc., etc.

Agréez, etc.

DEMARÇAY,
Propriétaire à Miré, près Sablé (Sarthe).

1er juillet 1863.

Monsieur,

Le sieur Saudreau, affecté d'un asthme nerveux, ayant fait usage de votre traitement curatif, s'en trouve très-bien, etc., etc.

Agréez, etc.

R. SAUDREAU,
Propriétaire à Saint-Aignan-de-Gennes.

Saintes, 11 juillet 1863.

Monsieur,

Je dois vous prévenir que depuis que j'ai commencé à prendre les flacons nos 1, 2 et 3, comme vous me l'avez ordonné, je me trouve baucoup mieux. Mon sommeil est meilleur et mon appétit est revenu.

Jean SEROUNEAUD.

1er septembre 1863.

Monsieur,

Depuis la visite que j'eus l'honneur de vous faire l'an dernier, en accompagnant mon frère, le curé de Saint-Vivien-de-Pons, je n'ai cessé d'engager toutes les personnes que j'ai rencontrées atteintes d'affections asthmatiques de recourir à vous. Je vous attribue, en effet, la grande amélioration de santé qu'éprouvent mon frère et M. Verger, de Lorignac, que je décidai, dans le temps, à vous aller voir.

Je suis, etc.

BARRAUD,
Chanoine honoraire, curé de Saint-Genis-de-Saintonge.

Tours, 24 septembre 1863.

Monsieur,

Je finis aujourd'hui le troisième flacon de votre remède contre l'asthme. Il m'est impossible, Monsieur, de vous exprimer tout mon bonheur de m'être adressé à vous. J'étais depuis un an très-malheureux, n'ayant pas de repos ; aujourd'hui je suis très-heureux, n'éprouvant plus aucune gêne. Aussi publierai-je toujours l'efficacité de votre remède, etc.

HAPEL,

A Tours, rue du Mûrier, 8 (Indre-et-Loire).

Collége de Château-Gontier, 24 novembre 1863.

Monsieur,

Une lettre, que j'ai reçue ces jours derniers, m'apprend que ma mère n'a plus d'oppression, plus de toux ; enfin, qu'elle est en bonne voie de guérison. Maintenant que, grâce à votre salutaire médication, elle ne souffre plus et qu'elle a bon appétit, elle se demande si elle doit continuer de prendre la potion régulièrement trois fois par jour, jusqu'à ce qu'elle ait épuisé le quatrième flacon, etc.

C'est un soulagement que de parler à ses amis des maux qui nous accablent ; mais c'est une joie à laquelle presque personne n'a garde de résister que de faire part de son bonheur.

On a dû, Monsieur, épuiser à votre égard toutes les formules possibles de reconnaissance. Pour moi, je n'en connais aucune qui puisse rendre mes sentiments de gratitude.

Veuillez agréer, etc.   E. CHARTIER, *prêtre*,

Professeur au collége de Château-Gontier (Mayenne).

Bressuire (Deux-Sèvres), 3 décembre 1863.

Monsieur et honoré confrère,

J'arrive un peu tard pour vous remercier de la générosité avec laquelle vous avez répondu à mon appel. C'est bien le cas de dire : Vaut mieux tard que jamais. J'attendais, il est vrai, pour cela, l'effet des médicaments, et je suis heureux de vous annoncer que, selon toute apparence, ils seront couronnés d'un plein succès. Il est certain que, dès les premières doses, la malade a éprouvé un soulagement instantané, et, depuis cette époque, l'amélioration se soutient et fait des progrès chaque jour. Assurément, Monsieur, lorsque je vous ai écrit en faveur de cette pauvre femme, je ne m'attendais pas à une abnégation si complète de votre part, et je comprends qu'il est de toute justice que cette bonne action soit récompensée. Aussi, toutes les fois qu'il se présentera dans le cercle de ma clientèle une personne atteinte de ce genre d'affection, je m'empresserai de vous l'adresser, par *conviction* d'abord et par reconnaissance.

Votre dévoué confrère,   F. BARRION,

Docteur-Médecin.

14 décembre 1863.

Monsieur,

Vous m'avez demandé de vous faire connaître le résultat de votre remède : j'ai attendu jusqu'à ce jour pour le faire avec certitude, car je craignais le retour du mal ; mais, à présent, je ne crois plus devoir attendre davantage.

Pour dire tout en un mot, j'ai repris mes habitudes anciennes, sauf toutefois que je ménage plus mes forces que je ne voudrais, parce que j'éprouve un ressentiment de l'asthme après un exercice trop violent. J'ai usé deux flacons et demi de la liqueur, cela m'a suffi.

Votre remède à 50 fr. n'est donc pas cher, je dirai même qu'il est trop bon marché pour qui possède de la fortune : mais, Monsieur, il n'est guère à la portée du pauvre.

Sans vous connaître autrement que par votre circulaire, j'y vois des sentiments d'humanité et de charité qui vous font honneur. Vous désirez rendre service à vos semblables, tout en profitant d'une découverte qui est votre secret ; j'approuve cette manière de faire ; il me semble que j'agirais de la sorte ; cependant il y aurait un moyen de concilier votre intérêt et celui des pauvres atteints du mal, que vous seul pouvez leur enlever. Ne pourriez-vous pas avoir pour eux un prix excessivement bas et pourtant maintenir celui que vous avez actuellement pour les personnes aisées?

Il y a quelques mois, dans une ferme qui m'appartient, on employait un malheureux asthmatique ; il travaillait huit jours et retournait à l'hôpital d'Auxonne, son pays, puis revenait et bientôt était obligé de retourner encore à l'hospice. Cet homme a cinquante ans ; il peut avoir encore devant lui bien des années. N'est-ce pas cruel de songer qu'il devra souffrir au lieu de gagner sa vie en travaillant? Pourquoi l'hospice et la charité ne lui viendraient-ils en aide? S'il s'agissait de 10 ou de 15 fr., cette dernière suffirait pour qu'on trouvât moyen de guérir tous les asthmatiques indigents.

Monsieur, méditez mon idée, je vous prie, et quoi qu'il en soit de votre façon d'agir à cet égard, agréez l'assurance des sentiments de gratitude avec lesquels j'ai l'honneur d'être votre reconnaissant et dévoué serviteur.

THIÉBAULT-DEMERMETY,

Propriétaire à Pont-Bernard.

Après la lettre qui précède, nous ne pouvons mieux placer l'avis que nous donnons aux asthmatiques pauvres, et qui consiste à les prévenir que nous tenons gratuitement à leur disposition le traitement entier de six flacons de la potion anti-asthmatique, avec l'imprimé indiquant la manière de l'employer. Le médicament ne leur sera délivré que sur un certificat signé du maire, du médecin et du curé de la commune.

Nous ne prenons toutes ces précautions que pour mieux avoir la certitude que le malade est pauvre et qu'il a réellement droit à toutes nos sympathies.

Le médicament est expédié à leurs frais.

16 décembre 1863.

Monsieur,

J'ai pris, comme l'indique l'instruction qu'accompagne votre envoi, la potion anti-asthmatique que vous avez eu l'extrême obligeance de m'adresser.

Le soulagement presque instantané que j'en ai éprouvé est bien celui que vous aviez prévu, et mes souffrances sont presque entièrement disparues. Après avoir consommé les quatre premiers flacons, je me suis trouvé tellement bien que j'ai cessé l'usage de cette préparation, ainsi que le conseille votre ordonnance.

Je respecte, Monsieur, votre immense délicatesse, et ne chercherai point à vous exprimer, par des paroles insuffisantes, ce que je vous dois pour avoir rendu un mari à son épouse et un père à ses enfants.

Je suis avec respect, etc. **BRIAUD,**
Hôtel de l'Europe, place Neptune, à Nantes.

---

29 décembre 1863.

Monsieur,

. Après avoir fait usage de votre remède, je me suis trouvée aussitôt guérie; ma trop grande négligence m'avait empêchée de vous donner des nouvelles du bon résultat de votre remède.

Recevez, Monsieur, etc. , **Anne-Caroline EVIN,**
A Chauve, arrondissement de Paimbœuf (Loire-Inférieure).

---

22 mars 1864.

Monsieur,

Votre remède, que je vous ai demandé, le 17 septembre dernier, pour un nommé Prin, fermier à Charrette, a produit un excellent effet. Cet homme était très-oppressé, ne pouvait rester longtemps au lit et était sujet à des rhumes très-fréquents. Aujourd'hui il est très-bien, sans oppression, et le lit ne le gêne pas.

Recevez, Monsieur, etc. **GAUTHERON,**
Notaire à Châlons-sur-Saône.

Fontaine-les-Clercs, 26 février 1866.

Monsieur,

J'ai reçu la boîte de médicaments que vous m'avez adressée. Depuis huit jours que ma femme fait usage de votre médication, un mieux sensible s'est manifesté dans sa position ; les quintes qui l'accablaient pendant le jour ont complètement disparu. C'est déjà, comme vous le voyez, un très-beau résultat obtenu en bien peu de temps. Oui, je suis heureux de vous le dire, et vous vous en réjouirez avec nous, vous avez rendu une épouse à un époux profondément affligé, une mère à des enfants éplorés ; en un mot, vous avez ramené la joie et le bonheur là où il n'y avait que la plus profonde tristesse.

Veuillez agréer, etc. **AMART.**

Alais (Gard), 16 octobre 1865.

Monsieur Aubrée,

Je vous écris pour vous prier de m'adresser votre remède pour ma belle-sœur, qui est aussi souffrante que je l'étais avant d'avoir eu recours à vous. Elle est venue me voir pour s'assurer si j'étais véritablement rétablie, et, voyant que j'étais guérie, elle m'a priée de vous demander une caisse de vos médicaments.

Agréez, etc.

Eugénie, femme Gaussaint,
Rue Saint-Vincent, n° 47.

Vouvray, 22 juin 1867.

Monsieur Aubrée,

Les remèdes que vous nous avez envoyé ont parfaitement bien fait et la malade est parfaitement guérie; je vous demande mille fois pardon de ne pas vous avoir répondu à la fin de la guérison.

Votre dévoué serviteur qui pensera à vous toute sa vie.

Théodore Breton,
Fermier à Fontenaille.

Calmoutier, 1er septembre 1865.

Monsieur Aubrée,

Il y a un mois, vous avez eu l'obligeance de m'expédier votre remède anti-asthmatique. C'était pour un de mes paroissiens, capitaine, âgé de soixante-quatorze ans.

Son état était effrayant. Il ne pouvait plus respirer. Depuis qu'il a pris votre remède, il s'est senti soulagé, et maintenant il est guéri.

Agréez, Monsieur, etc.

Godard,
Curé de Calmoutier (Haute-Saône).

Paris, 23 mars 1866.

Monsieur et honoré confrère,

Vous avez guéri, avec votre traitement, une de mes clientes atteinte d'un asthme rebelle à tout traitement. Je me permets de vous recommander, cette fois, un autre de mes malades que je traite en vain depuis des années.

Permettez-moi d'ajouter que votre remède est trop peu connu, et que vous devriez, dans votre intérêt et dans celui de l'humanité, le publier davantage.

Agréez, etc.

Dr Crestey,
Avenue de Clichy, 20.

Marennes, 1er mai 1866.

Monsieur Aubrée,

Je suis vraiment honteuse de ma négligence à votre égard, mais je croyais toujours pouvoir aller à Burie vous remercier de votre bon sirop qui m'a parfaitement guérie des crises d'asthme que j'éprouvais très-souvent. Voilà cinq ans que je suis guérie.

Femme BRIFFAUT.

Belgique. — *Vichte, 10 novembre* 1868.

Monsieur,

La veuve Debord, qui depuis quatre ans souffrait tant de la maladie asthmatique, a été soulagée instantanément aussitôt la prise de la première cuillerée du médicament que vous m'avez envoyé pour elle. La nuit elle a pu dormir, ce qu'elle n'avait pu faire depuis longtemps; l'amélioration a continué graduellement. Elle est maintenant à la cinquième bouteille, et ne ressent plus aucun mal.

Agréez, etc.

DESCHEEMAECKER.

Rethel (Ardennes), 17 *octobre* 1868.

Monsieur,

J'ai reçu votre traitement pour l'asthme; il m'a parfaitement réussi. J'étais oppressé toutes les nuits et quelquefois le jour. Je ne le suis plus du tout. J'ai retrouvé le sommeil que j'avais perdu et je sens les forces me revenir chaque jour.

Veuillez, etc.

Epouse Jules MEUGY.

Paris, 7 octobre 1868.

Monsieur,

Je viens vous remercier d'avoir rendu la santé à mon mari. Croyez bien que je n'oublierai jamais ce bonheur que vous nous avez rendu.

C'est une inspiration qui vient de Dieu de nous être adressés à vous, Monsieur.

Mon mari va bien, il marche et ne ressent plus ses oppressions; il a très-bon appétit et dort bien, lui qui autrefois ne pouvait rester au lit ayant une oppression continuelle; nous pensions à chaque instant qu'il allait étouffer.

Nous vous avons déjà adressé plusieurs personnes, qui toutes se trouvent très-bien de votre traitement.

Quelle joie pour vous, Monsieur, d'opérer des cures aussi merveilleuses envers tant de personnes.

Recevez, etc.,

PICARD, propriétaire, boulevard Ornano, n° 88, Paris.

Il serait fastidieux pour les lecteurs de donner ici une plus longue nomenclature d'attestations de guérisons que j'ai entre les mains; elles doivent suffire pour convaincre les incrédules.

Ce remède ne purge ni ne fait vomir; il n'apporte dans l'économie animale aucune perturbation. Il agit en favorisant l'expectoration. Ne voulant pas en faire un remède secret, je préviens Messieurs les Médecins qu'il est à base d'iodure de potassium.

Le prix de mon traitement, qui se compose de six flacons étiquetés n°s 1, 2, 3, 4, 5 et 6, est de *cinquante francs*.

Envoyer un mandat de pareille somme à l'ordre de M. Aubrée, médecin-pharmacien à Burie (Charente-Inférieure), qui retournera par grande vitesse, aux frais du destinataire, une caisse contenant la médication et l'instruction nécessaire.

AUBRÉE,

Médecin-pharmacien, membre de la Société linéenne des sciences chimiques et physiques de Paris, honoré d'une médaille d'or par la Société des sciences, arts et belles-lettres de Paris, etc., à **Burie** (Charente-Inférieure).

Vous êtes prié de faire passer cette petite brochure aux asthmatiques de votre connaissance.

www.ingramcontent.com/pod-product-compliance
Lightning Source LLC
Chambersburg PA
CBHW061204050726
47594CB00008B/3555